A M. Brian,

Maître des Requêtes, Préfet de l'Aude, Chevalier de la Légion d'honneur,
Commandeur de l'Ordre d'Isabelle la Catholique.

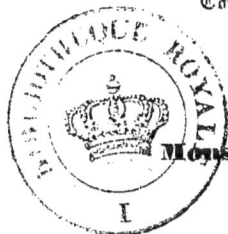

Monsieur le Préfet,

Les soins généreux et éclairés de votre administration paternelle ont puissamment contribué à arrêter, à leur invasion, deux constitutions épidémiques effrayantes ; l'hommage du travail sur ce sujet intéressant vous est dû, et en l'acceptant vous honorerez autant l'auteur que les suffrages des corps savants.

Votre protection puissante nous est nécessaire pour détruire des abus et créer des améliorations importantes que vous ajouterez à celles dont vous avez doté notre département.

En reconnaissance de la bienveillance dont vous nous honorez, daignez agréer, Monsieur le Préfet, l'expression publique de notre profonde vénération et de notre respectueux dévouement.

SIZAIRE Père et Fils, Docteurs en médecine,
Membres de plusieurs Académies et Sociétés savantes.

Peyriac-Minervois, le 1er juillet 1845.

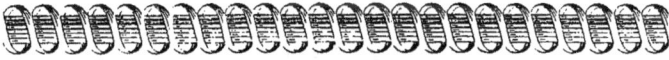

HISTOIRE

DES CONSTITUTIONS ÉPIDÉMIQUES

DES FIÈVRES

Typhoïdes , intermittentes - pernicieuses

Qui ont régné dans plusieurs Communes du Midi de la France
et surtout dans celles des arrondissements de Carcassonne et St-Pons,

pendant les automnes 1843 et 1844.

———————

Utilité
des descriptions
des Epidémies.

Rien ne simplifie l'étude des maladies et ne perfectionne leur traitement, comme l'histoire exacte des diverses constitutions épidémiques régnantes : les faits isolés ne sont guère intéressants que pour le génie médical qui sait les classer et en tirer des conséquences pratiques. C'est dans les épidémies que la nature, se dessinant à grands traits , laisse le plus simple observateur deviner ses secrets , l'historien fidèle tracer avec exactitude ses phénomènes remarquables.

Invasion, Progrès,
Déclin de celle
que nous décrivons.

Ces constitutions épidémiques, quoiqu'elles n'aient été ni contagieuses ni meurtrières, ont été remarquables par l'identité , l'importance, la nouveauté des causes et des effets, leur aspect tumultueux et effrayant, leur caractère peu grave, les terminaisons favorables, le traitement efficace qui en a triomphé ; enfin leur histoire est intéressante par les discussions et les réflexions scientifiques et pratiques qu'elle a provoquées. Elles se sont présentées sous l'action des mêmes causes, les deux automnes de 1843 et 1844 ; elles se sont développées instantanément après des orages succédant aux chaleurs de deux étés désagréables, sous le règne presque constant des vents du midi ; elles ont sévi avec violence au commencement des automnes, avec un caractère *catarrhal* ; elles ont offert plus tard le *génie nerveux*, pour se revêtir ensuite de la *diathèse bilieuse*, et disparaître avec les vents froids de l'hiver, sous les traits affaiblis des complications *catarrhales* et *inflammatoires*

SA DESCRIPTION DANS LES TROIS PÉRIODES.

La constitution épidémique dont nous traçons l'histoire, suit une marche régulière et presque constante, selon les trois périodes bien tranchées ; elle prélude presque toujours par des douleurs vives au sommet de la tête, des frissons fugaces, suivis de bouffées de chaleur, de brisement, de douleurs dans tous les membres.

1° Irritation catarrhale et inflammatoire.

Dans cette première période, la face est rouge, les yeux larmoyants, la physionomie triste, égarée et comme frappée d'étonnement et d'une sorte de stupeur semblable à l'ivresse ; la respiration courte, précipitée, laisse échapper un air brûlant qui déssèche les muqueuses ; une soif inextinguible dévore le malade, une chaleur âcre le consume : mais elle n'est pas en rapport avec le pouls qui est vif et fréquent, sans être ni dur ni plein ; une toux fatigante pour la tête et la poitrine ; des vomituritions qui irritent l'estomac, sans amener des matières bilieuses ; un sentiment d'ardeur qui de l'épigastre se propage sur les viscères abdominaux : tels sont les symptômes qui, après avoir duré de 12 à 24 heures, semblent céder à des sueurs générales qui amènent un peu de calme ; il est bientôt remplacé par de nouvelles exacerbations qui reviennent tous les soirs, pour céder un peu le matin, pendant une sueur incomplète ; elle modère la violence des symptômes d'irritation du cerveau, des poumons, des organes digestifs

et urinaires, mais elle ne les enraie pas plus que les saignées et les hémorragies ; ils reviennent avec plus ou moins
d'intensité, pendant cinq ou six jours.

Ils font place à de plus formidables qui constituent la seconde période d'*ataxie* ou d'*intermittente pernicieuse*. Un froid
glacial se déclare aux extrémités, la figure se décompose, ses
muscles sont agités de mouvements convulsifs ; les lèvres, les
gencives, les dents, la langue deviennent pâles, livides, im-
prégnées de mucosités noirâtres qui communiquent à l'haleine
une odeur repoussante de souris ou de poisson pourri. La
surdité est précédée de l'engorgement des parotides ; des taches pourprées couvrent le cou, la poitrine et successivement
tout le corps ; une tension douloureuse de l'abdomen, un
pouls petit, fréquent et irrégulier, le tremblement convulsif
des membres, un délire permanent, une raideur du corps
qui toujours descend involontairement vers les pieds du lit,
caractérisent un *accès-pernicieux* qui, après avoir duré 10,
15, 20 heures, finit par des sueurs générales, un calme plus
ou moins long, pendant lequel le malade anéanti, sans se
rappeler ce qui s'est passé, demande avec effroi où il est ?
d'où il vient ? ce qu'il faut faire ? reprend pendant quelques
heures un peu de chaleur, de calme, pour retomber, après
une rémission plus ou moins marquée, mais toujours insi-
dieuse, dans de nouveaux paroxismes qui vont en augmen-
tant, si on ne leur oppose le *spécifique* : il sauve la vie au malade, mais il le laisse encore jusqu'au 17ᵉ et 21ᵉ jours en
proie à la *fièvre tiphoïde*.

2° D'ataxie intermittente pernicieuse.

Dans la troisième période, la prostration extrême des forces ; le pouls faible, petit, vermiculaire ; la respiration courte,
insensible, les sueurs froides, le délire, la stupeur, la len-
teur de toutes les fonctions organiques, les taches violet-
tes, le hoquet, les déjections involontaires, caractérisent
l'adynamie.

3° D'adynamie.

SON DIAGNOSTIC.

La chose la plus difficile en médecine est le diagnostic des maladies. Il nécessite des observations immenses, des réflexions judicieuses pour distinguer, à travers le chaos des symptômes qui se multiplient à l'infini, qui se succèdent tour-à-tour, ceux qui établissent le caractère particulier de la maladie. Après avoir tracé, dans la description de l'épidémie, ses phénomènes généraux, soumettons-les à une analyse sévère, pour offrir un tableau des plus constants, des plus essentiels qui établissent l'essence, la nature intime de la constitution régnante. Refroidissement glacial alternant avec la chaleur, douleur de tête fixe et violente, vertiges, stupeur, apathie, somnolence, catarrhe du nez, des bronches, de la poitrine, qui augmente avec les paroxismes, diminue avec les rémissions; plus tard, accès pernicieux caractérisé par la prédominance d'un ou de plusieurs symptômes violents, menaçant la vie, s'effaçant avec le redoublement, reparaissant avec lui, après une intermission plus ou moins longue, mais toujours appréciable pour l'observateur expérimenté; enfin, *exanthème pourpré* ou *pétéchial*, parotides, surdité, paralysie du pharynx et de la vessie, prostration des forces nerveuses et musculaires, délire sourd sans sommeil, hoquet, urines rares, rouges dans la première période; claires, abondantes, sédimenteuses dans la deuxième; troubles et déposant un sédiment briqueté dans la troisième; voilà le tableau succinct, mais fidèle, des symptômes pathognomoniques de l'épidémie régnante.

SES CAUSES.

Nous observons presque tous les ans sporadiquement, après les travaux débilitants de la moisson et la chaleur brûlante de la canicule, des *fièvres typhoïdes* avec des *accès-pernicieux*, mais nous en voyons rarement d'épidémiques. Il faut donc chercher dans une cause générale la présence de la constitution régnante pendant deux automnes.

Les neuf premiers mois de l'année 1843 s'étaient fait remarquer par leur constitution douce et régulière ; aussi le
nombre des malades était très limité, lorsqu'il survint tout-
à-coup, les 17 et 18 septembre, des pluies torrentielles, des
ouragans qui portèrent dans le Midi l'effroi et la désolation :
le cultivateur voit ses terres submergées, son habitation en-
vahie par les eaux, sa famille éplorée, ses troupeaux, ses
animaux domestiques près d'être engloutis, ses meubles bri-
sés, emportés par les eaux bourbeuses auxquelles il dispute
long-temps ce qu'il a de plus cher. Sorti de cette lutte, il ne
trouve autour de lui que désolation, misère, chagrin. Un air
froid et humide, chargé de miasmes septiques, des aliments
mal sains, des eaux bourbeuses, des fruits, des vins dété-
riorés ; il épuise toutes ses forces à réparer promptement les
pertes considérables ; mal vêtu, mal nourri, il travaille plusieurs jours de suite dans de la fange noire et infecte, tantôt
couvert d'une sueur produite par les vents chauds du midi,
tantôt gelé de froid par les vents du nord qui leur succèdent
rapidement. Il est épuisé par des fatigues continuelles, des
privations, des peines sans cesse renaissantes ; il est obligé
d'interrompre ses travaux pour tomber sur un lit de souffrances. – Une première preuve que c'est au changement brus-
que de la constitution atmosphérique, aux inondations dévas-
tatrices, aux émanations d'un limon infect, et surtout à
l'épuisement des forces physiques, à l'excitation des affections morales, qu'il faut attribuer l'épidémie ; c'est qu'elle a
paru dès que ces causes ont exercé leur funeste influence,
qu'elle s'est dissipée dès que leur action a été enrayée par les
vents froids et secs de l'hiver ; qu'elle s'est représentée l'au-
tomne suivante, où elles ont agi avec une nouvelle intensité.
Une seconde preuve, c'est que l'épidémie a présenté le même
caractère sous l'action des mêmes causes ; qu'elle a sévi surtout dans les *communes*, les *maisons* voisines des *rivières ;*
qu'elle a attaqué surtout les *jardiniers*, les *bergers*, les *culti-
vateurs* qui avaient été le plus effrayés par les inondations,
épuisés par les pertes et les travaux pénibles.

Une dernière preuve de l'influence des constitutions atmosphériques de 1843 et 1844, c'est que la généralité des habitants qui avaient été soumis à leur action, sans apporter néanmoins des prédispositions suffisantes pour contracter directement l'épidémie, en ont ressenti néanmoins l'influence indirecte, signalée par des vertiges, des douleurs de tête, des insomnies, des rêves pénibles, des frissons fugaces, des lassitudes, des tremblements dans tous les membres, des catarrhes de toutes les muqueuses, et autres phénomènes de surexcitation des systèmes nerveux et digestif, de trouble dans la sensibilité, l'irritabilité et les fonctions organiques.

SES EFFETS.

Lésions
qu'elle produit.

Les causes fortement excitantes et profondément débilitantes, dont nous venons de signaler l'action, portent, selon les prédispositions particulières, une sorte de stupéfaction sur le cerveau et les nerfs, d'où naît la stupeur du regard, la décomposition des traits, la torpeur des organes des sens. Dans quelques cas, elles agissent sur le principe de la vie, sans laisser aucune trace de leur existence, après une *apoplexie* soudaine. Dans d'autres circonstances, elles agissent sur quelques portions de l'*encéphale*, pour produire des *méningites* suivies d'épanchements sanguins, séreux ou purulents. Plus rarement ces causes agissent directement sur le cœur, pour produire l'affaissement et l'empâtement de cet organe. Quelquefois elles déterminent une inflammation de la *plèvre*, du parenchyme du *poumon*. Enfin chez les femmes et les enfants, elles semblent agir plus particulièrement sur le *péritoine*, la *muqueuse digestive*, la *matrice*, la vessie, et laissent

Ses divers genres
de terminaison.

des traces d'inflammation. Sans être contagieuse ou meurtrière, l'épidémie régnante a offert un caractère remarquable d'opiniâtre persistance, une régularité constante dans sa marche, qui n'a jamais été enrayée subitement par les mouvements salutaires déployés par la nature et par les secours de l'art. Les saignées générales et locales , les hémorragies survenant dans la première période, modèrent les congestions inflammatoires, sans arrêter le cours de la maladie. Les vomitifs, les purgatifs, comme les évacuations naturelles par haut et par bas, débarrassent les premières voies des matières bilieuses, simplifient l'épidémie sans en arrêter le cours. La moiteur, les sueurs partielles et générales modèrent les symptômes d'irritation catarrhale et inflammatoire, mais elles n'ont pas empêché qu'ils ne se présentassent avec plus d'intensité dans les dernières périodes de la maladie.

L'*épuisement général des forces* résultant de la longueur , de l'intensité des souffrances, du défaut de nutrition, des sueurs et des diarrhées débilitantes, prolonge la maladie régnante pendant trois ou quatre septénaires, et détermine ou la *fièvre hectique* ou des *phlegmasies chroniques ,* des *hydropisies* plus difficiles à guérir que la maladie. Les *paralysies* du *pharynx* et de la *vessie,* ou de l'*appareil acoustique,* disparaissent pendant la convalescence , sous l'action des *vésicatoires,* des *sétons,* des *moxas* et des *frictions ,* avec les *anti-spasmodiques* fortement *excitants et révulsifs.*

SON PRONOSTIC.

La vraie médecine d'observation doit faire remarquer, dans les épidémies surtout, les ressources de la nature , ses efforts critiques, les signes extérieurs présageant la guérison et ceux qui annoncent que la nature épuisée va succomber. Chaque constitution de fièvre tiphoïde ayant un caractère particulier , son pronostic doit varier ; celle que nous décrivons tenant à des causes identiques , qui agissaient d'une manière tumultueuse plus effrayante que grave, enlevait, le premier mois de son apparition, quinze malades sur cent ; ils succombaient les huit ou dix premiers jours, à une congestion nerveuse à la tête, ou à une inflammation. Le second mois, le caractère catarrhal dominant, il ne mourut guère que dix malades sur

Selon les diverses époques de son règne.

**

cent; enfin, le troisième mois, une constitution sèche et froide
succédant à l'humidité et à la chaleur, la sécurité au décou-
-ragement, il ne mourut que cinq malades sur cent.

Son état simple et régulier, Plus l'épidémie offrait une marche simple et régulière, plus
sa terminaison était courte et favorable. Dans la plupart des
cas c'était le 11e, le 14e ou le 17e jour qu'il paraissait des signes critiques : des hémorragies achevaient de dissiper les
congestions catarrhales et inflammatoires ; des sueurs douces
et générales apaisaient la chaleur et produisaient une détente,
un bien-être inexprimables ; des crachats muqueux débarras-
saient les sinus frontaux, le gosier et les bronches des mucosités, des croûtes fuligineuses, noirâtres qui les tapissaient;
des urines abondantes déposant un sédiment blanchâtre, des
selles plus régulières, mieux élaborées, présentaient des signes
de coction ; le pouls offrait plus de force, les membres plus de
souplesse et de chaleur, la physionomie plus de calme. Enfin
dans les cas graves, chez les individus mal constitués, épuisés
par un mauvais traitement et un mauvais régime de vie, la
maladie prolongeait sa marche jusqu'au 30e jour.

Selon l'âge, le sexe, la constitution, le régime de vie. L'épidémie a frappé plus généralement les hommes que les
femmes, les personnes dans la vigueur de l'âge que les en-
enfants et les vieillards, les individus fortement constitués,
sujets aux inflammations, adonnés aux excès dans les aliments
et les boissons, aux plaisirs débilitans. Les femmes s'en ti-
raient légèrement, à moins qu'elles fussent épuisées.

Selon les divers genres de crise. Les hémorragies nazales qui survenaient du quatrième au
huitième jour, modéraient les congestions inflammatoires
plus abondantes, et survenant du onzième au dix-septième jour,
elles épuisaient les malades et présageaient des syncopes dan-
gereuses, des phlegmasies organiques. Les vomissements,
les selles fréquentes de matières crues, poracées, sanguino-
lentes, divulgaient le spasme, l'irritation des organes digestifs. Les sueurs partielles, froides, poisseuses, annonçaient

le défaut d'équilibre entre les forces excentriques et concen-
triques, l'atonie de l'organe cutané. Les urines rares, rouges, indiquaient l'irritation des voies urinaires, et, plus tard;
leur sédiment jaunâtre, briqueté, leur abondance, présageaient que ces organes étaient devenus le siége d'un travail
de coction et de crise.

SON TRAITEMENT.

A l'invasion de toutes les constitutions épidémiques il est
difficile d'établir un traitement fixe, parce que l'on ignore le vé-
ritable caractère de l'affection régnante. Dès l'apparition de la
fièvre *typhoïde*, soit à cause de doctrines favorites ou de la confu-
sion des symptômes, quelques médecins exclusifs, partisants
de la *doctrine physiologique*, y trouvaient un caractère purement
inflammatoire et n'admettaient que les *antiphlogistiques* : d'autres, imbus de la médecine humorale, n'y voyaient que des
embarras gastriques et insistaient sur les évacuants ; mais
l'observation attentive de cette épidémie, l'insuccès de ces
deux methodes trop exclusives, une analyse sévère, permi-
rent de préciser les éléments morbifiques, de reconnaître la
nature de l'inflammation, qui, au lieu d'être vraie et franche,
était fausse et *sui generis* (si l'on peut s'expliquer ainsi). Alors,
au lieu des saignées coup-sur-coup, qui devinrent mortelles
pour plusieurs malades, on se permit, dans la première période, chez les sujets jeunes et pléthoriques, quelques petites
saignées du bras et surtout les sangsues au tour de la tête,
de la poitrine, l'épigastre, l'abdomen et l'anus. Il était pru-
dent de ne faire que de petites saignées ; celles plus considérables et répétées souvent produisaient une prostration subite
des forces, des délires, des tremblements des membres. Il
était au contraire très avantageux de revenir à l'application
des sangsues, toutes les fois qu'à l'excès de la chaleur générale se joignaient des congestions locales : elles calmaient les
céphalalgies et le délire, la chaleur, la soif, la toux, les douleurs pleurétiques ; elles modéraient le météorisme du ventre,

l'ardeur des urines, elles développaient quelquefois des hémorragies nazales, des flux hémorroïdaux salutaires. Aux
émissions sanguines particlles et locales succédaient avanta-
geusement des vomilifs par *épicrase*. L'*ipécacuanha* convenait
mieux à la généralité des malades que les préparations *anti-
moniales*. On combattait avec fruit l'affection catarrhale par
les boissons théïformes, diaphorétiques ; le maniluves, les
pédiluves, les bains de vapeur, les applications émollientes
sur le bas-ventre, les injections des mêmes décoctions par
l'anus, étaient désirés par tous les malades, qui en ressen-
taient un prompt effet sédatif. Un autre moyen qui plaisait à la
plupart des malades, parce qu'ils en retiraient un soulagement
prompt et assez permanent, était l'application de l'eau froide
et même de la glace sur la tête : elle convenait lorsque la cé-
phalalgie, la chaleur, l'insomnie, le délire, résistaient aux
émissions sanguines : mais ce moyen, tenté dans les autres
périodes de l'*ataxie* et de l'*adynamie*, n'était pas soutenu par
une réaction suffisante, fatiguait le malade et augmentait le
trouble et la faiblesse nerveuse. Les purgatifs légers, tels
qu'une ou deux bouteilles d'eaux de sedlitz, la manne, les ta-
marins, convenaient à la fin de la première période, lorsque
les émétiques n'avaient pu être administrés ; ils étaient nuisibles dans la deuxième période de l'épidémie, parce qu'ils
contrariaient l'action du quinquina; et dans la troisième, parce
qu'ils enrayaient les sueurs critiques et favorisaient les diarrhées opiniâtres, les irritations gastriques et abdominales,
auxquelles il fallait opposer, bien à contre-temps, de nouvelles émissions sanguines : cette méthode simple de traitement palliait, pendant les cinq ou six premiers jours, les
symptômes d'irritation catarrhale, inflammatoire, bilieuse, qui
dominaient pendant la première période de l'épidémie. Mais
c'était à la seconde d'*ataxie intermittente pernicieuse* qu'il fallait
opposer toute l'activité d'une médecine héroïque et surtout le
spécifique sous diverses formes, à différentes doses, pour
combattre les symptômes violents qui menaçaient la vie, qui

se présentaient sans cause directe, pour disparaître de même et laisser un calme fallacieux. Le *sulfate de quinine* était souvent insuffisant ; il fallait, dans plusieurs circonstances, soutenir son action par les *extraits*, à haute dose, unis au *diascordium*, pour prévenir la diarrhée. Il fallait l'augmenter par des lavements avec de fortes décoctions de poudre de *quinquina rouge de première qualité*, par des frictions avec l'*alcool de quinine* ou de *kina d'huxam*, par des épithèmes généraux avec une dissolution de poudre fine d'excellent quinquina dans de la bonne eau-de-vie. Ces divers modes d'administrer l'antipériodique étaient surtout avantageux chez les femmes et les enfants et dans plusieurs cas de trismus des mâchoires et de paralysies du pharynx Il était indispensable d'insister sur le spécifique pendant plusieurs jours à doses décroissantes et d'y revenir pendant la semaine paroxistique. On modérait l'irritation qu'il occasionnait avec les boissons adoucissantes légèrement *acidulées* et *nitrées*, le *petit-lait*, les *émulsions*, les *juleps calmants*, les *lavements*, et les *frictions camphrées*. Dans la troisième période de l'épidémie, la diminution des forces vitales nécessitait l'union des anti-spasmodiques aux toniques : ceux que nous avons trouvé de plus avantageux sont la *valériane*, l'*arnica-mantana*, le *musc ;* les excitants plus énergiques, tels que le *camphre*, l'*éther*, la *serpentaire de Virginie* et surtout l'*acétate-d'ammoniaque*, augmentaient la soif, la rougeur de la langue, la chaleur de l'épigastre et de l'abdomen ; ils rendaient les urines plus rares, plus rouges, le délire plus intense ; ils révoltaient les malades à tel point, qu'ils préféraient le quinquina, qui, selon eux, les rafraîchissait : chose bien étrange et que beaucoup de personnes regarderont comme impossible. Les synapismes convenaient merveilleusement bien dans les deux dernières périodes, pour déplacer les forces vicieusement concentrées sur un organe essentiel ; ils étaient préférables aux vésicatoires, qui occasionnent un trouble général, augmentent le délire, l'ardeur des urines. Ils étaient seulement utiles à titre de rubéfiants ou de révulsifs pendant l'adynamie.

Régime de vie pendant la maladie et la convalescence.

Le régime de vie, si influent sur le cours et la terminaison des maladies, devait être réglé avec la plus grande sévérité. L'eau de riz, d'orge, de chiendent, le petit-lait, l'eau de poulet, légèrement nitrés, les émulsions, le sirop de pruneaux, suffisaient dans la première période : ce n'était que dans les deux dernières qu'on pouvait se permettre quelques crêmes légères de sagou, de salep, quelques cuillerées de bouillon aux herbes. Ce régime convenait parfaitement aux malades ; et, chose extraordinaire pour des individus affaiblis et habitués à des aliments grossiers et nourrissants, le bouillon de viande et le vin les irritaient et leur venaient souvent en horreur. Cette sorte d'instinct conservateur émanait de l'irritation latente de la muqueuse digestive qui avait toléré le quinquina, qui était comme le spécifique de l'état morbide, tandis qu'elle était exaspérée par les boissons et les aliments excitants. C'est à cette sage réserve, naturelle chez le plus grand nombre des malades, que nous devons attribuer la briéveté, la franchise des convalescences : elles étaient singulièrement aidées par le changement fréquent de linge de corps et de lit ; les lotions de la figure, des mains, des pieds ; les frictions sèches et aromatiques sur tous les membres et le cuir-chevelu avec des flanelles chaudes, pour détruire les *céphalées*, les *otalgies*, les *surdités*, et favoriser les desquamations de la peau. Une précaution bien utile était de prémunir les malades contre les caprices bizarres qui leur font préférer, aux viandes blanches bouillies ou rôties, le poisson salé, les aliments épicés, les crudités : il fallait encore opposer à l'apathie qui les clouait au lit, au milieu d'une atmosphère empoisonnée de sueurs épaisses, d'odeurs infectes, cet exercice modéré d'abord et varié ensuite dans les appartements, les sites abrités et agréables : il fallait les faire jouir de ces distractions qui ont un si grand empire sur le physique et le moral du convalescent.

FIN.

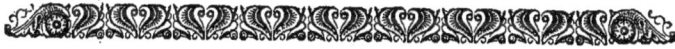

MOYENS

D'arrêter le funeste développement du Charlatanisme Médical,

Chirurgical et Pharmaceutique,

et de régulariser la pratique des diverses branches de l'Art de guérir.

On ne saurait trop signaler les progrès utiles dans les sciences, les arts et la civilisation, et s'élever contre tout ce qui peut leur être nuisible.

On ne peut qu'applaudir au zèle du gouvernement pour perfectionner les *études* et la *théorie* des diverses *branches de l'art de guérir*. En le remerciant de ce qu'il a accueilli, l'an passé, nos doléances sur les patentes, nous venons aujourd'hui le prier de couronner l'œuvre en régularisant et honorant la pratique. Les lois, pour parvenir à ces fins, sont insuffisantes, peu connues et mal observées ; il est urgent d'en adopter de plus en harmonie avec les besoins de la société actuelle, pour la prémunir contre l'envahissement de l'industrialisme, du charlatanisme médical, chirurgical et pharmaceutique. Produits de l'encombrement, de la soif de réputation et de richesse, ils sapent les fondements des sciences, arrêtent le développement du vrai talent, et assimilent à des professions mercantiles, les plus libérales, les plus honorables de toutes. Ce charlatanisme se propage des villes dans les campagnes, où il est beaucoup plus dangereux à cause de la crédulité, de la versatilité du peuple.

1º Contrairement aux sages dispositions de la loi du 21 germinal an XI, qui chargent le pharmacien seul de la vente des remèdes, qui prohibent sévèrement toute annonce ou affiche imprimée qui en indiquerait de secrets, on en voit distribuer journellement et publiquement de toutes sortes, non seulement par des *épiciers*, mais sur des *théâtres* ou *étalages* des *foires* et *marchés*, par les *charlatans*. Ils en ignorent tous les vertus et les doses, et causent des accidents graves et même des empoisonnements : sans instruction, sans responsabilité, ils abusent de l'ignorance du peuple ; ils exploitent sa crédulité, son penchant pour le merveilleux ; ils vendent fort cher des remèdes perturbateurs qui privent le peuple des ressources indispensables pour les premiers besoins de la vie.

2° Non seulement des officiers de santé qui (d'après la loi du 19 ventôse an XI) ne peuvent pratiquer que la petite chirurgie, mais encore des *rhabilleurs*, des paysans ineptes et grossiers entreprennent les *grandes opérations*, réduisent journellement presque toutes les *fractures* et *luxations* ; et cela, par un secret de famille, sans appareil contentif, avec un emplâtre divin qui seul maintient en place les côtes enfoncées, les nerfs et les tendons disloqués et autres supercheries ridicules qui privent le peuple du secours de cette belle *chirurgie française*, une des gloires les plus durables de notre nation.

3° De prétendus sorciers s'arrogent le pouvoir de lire dans l'avenir, d'arrêter *au secret* les effets de la *pustule maligne*, de l'*hydrophobie*, de l'*épilepsie*, des *accès de fièvre*, etc. Leurs pratiques superstitieuses, leurs dons en expiation, nuisent non seulement à la morale et à la religion, mais à la médecine, qui ne peut expérimenter, dans ces cas graves et effrayants, les moyens héroïques et efficaces que l'art possède.

4° L'article 36 de la loi fixe une amende de mille francs contre tout individu qui prendrait le titre de *docteur* : et à chaque pas on voit des officiers de santé, des empiriques, s'arroger ce titre et usurper le droit de pratiquer la haute chirurgie et la médecine transcendante.

5° L'article 29 veut que les officiers de santé ne puissent s'établir que dans le département où ils ont été examinés par le jury. Cette mesure n'est pas plus observée dans les villes que dans les campagnes.

6º Les articles 35 et 32 ordonnent que tout individu qui continuerait d'exercer la médecine ou la chirurgie, sans être porté sur les listes de ceux qui ont, un mois après la fixation de leur domicile dans une commune, présenté leur diplôme au greffe du tribunal de première instance et au bureau de la sous-préfecture, soit dénoncé aux tribunaux de police correctionnelle, à la diligence du commissaire du gouvernement. — On ignore comment cette partie essentielle de la loi fut exécutée dans le principe ; mais de nos jours on ne s'en occupe que sur des dénonces partielles, qui ont toujours quelque chose de pénible et même d'odieux, parce qu'elles semblent dictées par l'esprit de jalousie : tout homme qui se respecte n'ose signaler les délits, les turpitudes de ceux qui se vouent comme lui au soulagement de l'humanité souffrante ; il a à lutter contre la prévention qui fait regarder cet encombrement comme établissant une concurrence, un rabais, dont la classe peu aisée profite. — Ce serait vrai, si tous les guérisseurs étaient également instruits et estimables ; il n'existerait entr'eux qu'une émulation louable, des sentiments de confraternité, qui unissent tous ceux qui sont également honorables, mais qui les éloigneront toujours de ceux qui ravalent leur profession. C'est ce qui entretiendra, jusqu'à une réforme complette, la mésintelligence parmi cet amalgame informe de gens de deux ou trois classes, de deux ou trois cultes bien différents. — On le demande aux détracteurs de la médecine ? — Peut-il y avoir dans cette profession cette sympathie qui existe entre les *avocats*, issus généralement de familles distinguées ? tandis que les *empiriques* sortent des classes les plus basses de la société, justement appréciés par un auditoire nombreux et éclairé, lorsque le médecin est jugé par l'ignorante prévention, sur l'issue fallacieuse des événements, si difficile à bien interpréter.

7º Un préjugé, justifié par l'état déplorable où se trouve la médecine vulgaire, la fait regarder comme une science conjecturale, sans principes fixes, sans base solide pour appli-

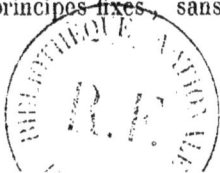

quer des lois répressives. Ce préjugé se dissipera , si l'on ré-
fléchit que la *vraie médecine*, fondée sur la connaissance physique et morale de l'homme , ce chef-d'œuvre de la création ,
cette image de la divinité , est une des sciences les plus subli-
mes , les plus profondes, les plus intéressantes ; qu'il faut
toute la sagacité de l'homme pour connaître la construction
de cet admirable édifice, pour apprécier l'harmonie des fonctions , pour dévoiler leurs désordres ; qu'il faut toute la ré-
flexion , la prudence humaine, pour être dignemènt le minis-
tre et l'interprète de la nature. — Voilà comme le jugeait le
père de la médecine, lorsqu'il s'écriait, avec la conviction
d'un grand homme inspiré , « qu'un médecin philosophe était
presque l'égal d'un Dieu ». —Pour achever de détruire ce préjugé malheureusement trop répandu, pour distinguer à jamais
la *vraie* de la *fausse médecine,* qu'on nous permette d'établir un
parallèle entre le médecin qui honore sa profession , et l'empirique qui la ravale : basé sur des faits nombreux et l'exacte
vérité, il éclairera la religion des magistrats.

Le *Médecin* qui honore la science et l'humanité , leur con-
sacre sa vie entière ; il se livre, dans le silence du cabinet, à
des lectures et des méditations profondes ; il se voue nuit et
jour au soulagement du pauvre comme du riche, lorsqu'ils ré-
clament ses soins. Le *médicastre* ignorant ne lit , ne réfféchit
jamais ; il suit la routine qu'il a adoptée aveuglément; sa seule
occupation est de courir après les malades. Le praticien con-
sciencieux observe avec calme ; il est circonspect dans le pronostic , il promet peu , tient beaucoup, sans fatiguer le malade
de visites, sans fixer à forfait le traitement des maladies :
convaincu que la plupart proviennent des *excès*, des *imprudences*, il se bornè à une sage *expectation*, tant que la nature se
suffit à elle-même ; il n'emploie les méthodes *héroïque*s que
lorsqu'elles sont bien indiquées : persuadé que la gravité des
maladies et la mortalité proviennent souvent de l'abus des remèdes, il n'en conseille que le moins qu'il peut, de spécifiques
de l'état morbide. Le charlatan , précédé de pompeuses an-

nonces, de cures merveilleuses et à bon marché, accompagné de quelque commère intrigante qui lui a préparé des abonnements, s'introduit chez tous les malades ; il les fatigue nuit et jour par son jargon scientifique ; il les dégoûte, les anéantit par une succession incohérente de remèdes qui se neutralisent, qui compliquent et aggravent la maladie. Le médecin éclairé trace succinctement son opinion sur la maladie et les remèdes à mettre en usage, après la manipulation du pharmacien de la famille, sous la direction d'une garde-malade intelligente. Le charlatan n'écrit rien, parce que son opinion et ses recettes miraculeuses ne doivent être connues que du pharmacien qu'il a initié à ses mystères secrets. Le médecin observateur, qui connaît les difficultés de la science et l'insuffisance de l'art, accepte dans tous les temps les conseils qui peuvent l'éclairer et diminuer sa responsabilité ; il console et rassure ses malades. L'empirique les effraie par des dangers souvent imaginaires ; si la nature, douée de grandes ressources conservatrices et curatives, triomphe à la fois du mal et du mauvais traitement, il s'attribue la victoire; si elle menace de succomber, il accepte une consultation, mais, au lieu d'y discuter les principes de la science, d'apprécier les ressources de l'art, les inspirations du génie, les leçons de l'expérience, il se livre à des argumentations *scholastiques grossières ;* il rejette sur le nouveau médecin le blâme le plus sévère, la responsabilité la plus absolue. Le vrai médecin a la confiance des familles recommandables pendant plusieurs générations : il étudie l'influence qu'exercent sur elles les *constitutions atmosphériques et épidémiques*, les révolutions sociales, les impressions héréditaires, les affections nerveuses ; il devient par ses *services* et sa *discrétion*, l'ami, le *confident* des familles; il peut concourir à ce grand projet de perfectionner l'organisation humaine par des croisements des constitutions, des idiosyncrasies physiques et morales. Le médicastre, privé de ces sources d'investigations précieuses, sera toujours un homme nul pour la science et la société. Le médecin philanthrope donne ses soins gratuits à l'indigent, et n'exige jamais, comme il l'a juré en passant docteur, un salaire au-dessus de son travail. L'empirique, qui n'a rien promis, retirè tout ce qu'il peut du pauvre comme du riche en argent, en denrées agricoles et commerciales, et s'il porte ses visites à bas prix, il est d'une rapacité révoltante pour les remèdes qu'il a fournis contrairement à la loi : lorsqu'il a épuisé ceux qu'il pensait placer dans ses courses journalières, il met à contribution les *simples* des bonnes femmes, les ressources *culinaires* et du *ménage*, qu'il transforme en *spécifiques homœopathiques*, qu'il tripote, Dieu sait comme, et qu'il vend comme le savent plus tard ses pratiques.

Enfin, osons aborder un dernier préjugé, non moins dangereux aux progrès de la médecine : le peuple, nous dit-on communément, est, par son caractère propre, éloigné de la *vérité* et de la *raison ;* il est partisan inné de l'*extraordinaire* et du *merveilleux ;* il est naturellement *versatile ;* il veut absolument être *trompé :* qu'il le soit !..... C'est à la plus haute période de la civilisation, sous le règne des idées grandes et généreuses, qu'on ose seulement prononcer ces paroles dignes des temps de barbarie et d'égoïsme ! — Eloignons ces idées révoltantes ; substituons-y celles si vraies, si douces, si consolantes de la raison, de la philosophie, de la religion ! — Grands de la terre, chargés par l'Etre suprême de la noble mission d'instruire et de gouverner les hommes !... tout dans l'ordre physique, moral, social, religieux, se lie, se coordonne pour arriver à cette fin sublime. Cette organisation admirable et délicate doit inspirer le calme, la prudence, les premières des vertus. Cette harmonie parfaite des fonctions, ce dérangement accidentel, le rétablissement de l'équilibre, doivent faire bénir cet ordre providentiel qui règle non seulement la vie de l'individu, mais l'ordre social dans son entier. La nature aime le calme, la régularité, pour consolider la santé, le bonheur de l'homme : la providence ne vous accorde-t-elle pas les mêmes moyens, pour assurer la paix, la pros-

périté générale ? — La nature a horreur des secousses , des
bonds, des imprudences ; elle s'efforce d'en éloigner les funestes atteintes ; comme vous , maîtres du monde, écartez les
révolutions qui bouleversent l'ordre social ! — L'éducation et
la philosophie ont développé cette raison qui dissipe les pres-
tiges des préjugés ; elles ont établi l'empire de la vérité , qui
éclaire au milieu des ténèbres de l'erreur; elles ont fait triom-
pher les vertus des passions et des vices. Il ne vous sera pas difficile , à vous , hommes puissants et généreux qui avez présidé
à ces améliorations importantes , de démontrer que le *merveilleux* est une *chimère* , la *versatilité* une *déception* , le *charlatanisme* un fléau, d'obtenir, par le concours uniforme et puis-
sant de tous les corps de l'état, les réformes suivantes :

1° Etablir que le grade de docteur en médecine ou en chirurgie donne le privilége exclusif de professer ces deux arts ;
statuer que , puisqu'il en existe un nombre suffisant dans les
campagnes comme dans les villes (au moins un pour chaque
mille habitants), il est indispensable, pour qu'ils deviennent
vieux en *savoir* et en *expérience* , comme le voulait l'adâge de
nos bons aïeux , de leur fournir, après des études spéciales,
des recherches dans les hôpitaux, l'occasion de continuer de
s'instruire dans le grand livre de la nature, qui seul déve-
loppe le génie et le tact médical.

2° Abolir la réception des *officiers* de *santé*, qui pouvaient
être nécessaires, dans la tourmente révolutionnaire , pour
fournir promptement des chirurgiens aux armées, tandis qu'ils
sont inutiles et nuisibles aujourd'hui qu'il est généralement
reconnu que cet ordre secondaire est une anomalie.

Préciser sévèrement à ceux qui existent aujourd'hui, de ne
pas outrepasser leur mission, de ne pas entreprendre d'opé-
ration chirurgicale importante , de traitement médical héroïque, sans l'avis d'un docteur.

3° Confier au pharmacien seul la préparation , la vente de
tous les remèdes simples, composés, spécifiques, sur la pres-
cription des gens de l'art ; arrêter ces annonces et ce débit

scandaleux et public de remèdes secrets. Encourager les précieuses recherches de la *chimie pharmaceutique*, de la *thérapeu-
tique médicale*, qui découvrent quelques *spécifiques absolus*, et
beaucoup de *relatifs* aux indications particulières, qui propo-
sent au gouvernement d'acheter les remèdes *nouveaux* et *secrets* vraiment utiles, et d'éloigner les insignifiants et les dangereux. Faciliter aux pharmaciens, déjà si nombreux, les
moyens de débarrasser leur officine des remèdes altérés, de
la pourvoir de nouveaux, de se mettre au courant des sciences
chimiques et pharmaceutiques, enfin, de devenir riches, comme le désiraient avec juste raison nos pères, remplis de sagacité et de jugement.

4° Affranchir la médecine et la chirurgie de l'envahissement
humiliant et sordide des *empiriques*, des *médicastres*, des *opé-
rateurs* sans titre, des *rhabilleurs* sans conscience, des *jon-
gleurs*, des *charlatants*, des *comédiens*, qui, sans moralité,
sans instruction, trompent la crédulité publique, substituent
au culte si noble de la médecine, des scènes dégoûtantes de
basse comédie, d'astuce, d'avarice grossières; et vendent,
au mépris de la loi, sur les tréteaux des places publiques,
plus de remèdes secrets et dangereux dans une heure, qu'un
pharmacien n'en distribue de connus et d'utiles dans une semaine entière.

5° Arrêter le charlatanisme, si nuisible à l'art de guérir,
en nommant, au scrutin, dans chaque arrondissement et
même dans chaque canton considérable, des *chambres* de *disci-
pline*, de *médecine légale*, des *conseils de santé*, pour veiller à
la conduite des gens de l'art, diriger leur pratique dans les
cas difficiles et obscurs; juger les contestations scientifiques,
éclairer les autorités sur les points difficiles de l'*hygiène publique*, de la *médecine légale*; régler les différends qui s'élèvent
dans le corps médical entre quelques-uns de ses membres
et les malades.

6° Enfin, mettre au moins à l'abri de l'avidité et de l'industrialisme, les classes peu aisées et indigentes, en nommant,

comme on l'a fait avec succès dans plusieurs départements de notre belle France, des médecins et pharmaciens philanthropes cantonnaux, qui, payés par le gouvernement pour les visites et les remèdes les plus simples, les plus héroïques, seraient à la disposition des gens peu fortunés et surtout des indigents. Cette institution n'est ni contraire à la liberté de confiance, ni aux secours que reçoivent localement les pauvres, l'observation pendant le *choléra* et les *épidémies* ayant démontré que les ressources de la plupart des communes étaient insuffisantes pour venir au secours de tous les nécessiteux, et ayant prouvé qu'ils prennent avec confiance et reconnaissance tous ceux qu'on leur offre. Sachant que la munificence du gouvernement veille sur le pauvre, au lieu de s'abandonner au découragement, sur son lit de douleur et de misère, il appellerait de bonne heure son guérisseur, son consolateur, son appui. — Combien de cures importantes seraient opérées, à l'origine du mal, par des remèdes simples mais efficaces! combien de rechûtes funestes, de convalescences pénibles, seraient prévenues par l'observation d'un régime sévère et approprié! enfin, combien de leçons utiles et honorables pour la science et l'humanité seraient recueillies dans ces asiles, supérieurs aux *hospices,* en ce que l'indigent y serait vivifié par l'*air pur* du *foyer domestique, consolé, dirigé* et *soutenu* par les *soins tendres, éclairés* et *affectueux* de la *famille* !

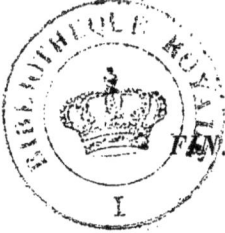

FIN.